Oli essenziali per i principianti:

La guida per iniziare con oli essenziali

By Dr. Mike Drew

Contenuto

Contents

Descrizione del libro

Quando si tratta di benefici medicinali, oli essenziali sono ottimi per alcune cose. Oli essenziali migliorare la concentrazione, ridurre tosse meraviglie, trattamento di contusioni, migliorare la digestione, ridurre voglie di cibo, alleviamento dei sintomi della sbornia, ecc. Parlare di utilizzo della pelle e bellezza, lavora con oli essenziali come un naturale profumiere & denti sbiancante e ridurre le rughe, trattamento della forfora, ridurre le smagliature e altro ancora. Oltre gli stessi oli essenziali ideali per il sollievo della tensione, pediluvio, miglioramento del sonno, lenitivo bambino arrabbiato e bagno detox. Quando si tratta di scopi domestici e pulizia, gli oli essenziali sono meravigliosi come zanzara repellente naturale, detergente universale, macchia di bagno, aria rinfrescante bagno, creme solari fatti in casa, ecc.

Ecco un'anteprima di ciò che impara in questo libro:

Che cosa sono buoni per gli oli essenziali?

Disturbi comuni e trattamento olio essenziale

Oli essenziali per la perdita di peso

Oli essenziali per aromaterapia

Ricette olio essenziale

Oli essenziali per gli animali domestici

Gli oli essenziali sono in realtà molto minuscoli nella loro dimensione molecolare. Per questo motivo sono molto facilmente assorbiti dalla superficie della pelle. Di conseguenza, sono alcuni degli ingredienti più eccellenti in una vasta gamma di prodotti di cura personale che può nutrire, ammorbidire e guarire. Una cosa buona di loro è che essi non avere accumulati nel corpo umano nel corso del tempo. Questo libro ha tutte le risposte a qualsiasi domanda abbiate su oli essenziali. Afferrare uno e so che non ve ne pentirete.

Introduzione

Eccellente per la salute e gli scopi medici, gli oli essenziali sono parti vegetali altamente concentrati. Generalmente distillato dai fiori, foglie, corteccia, radici, steli e altri elementi di una pianta, sono gli oli essenziali non «oli» se non contengono acidi grassi. Conosciuto per offrire un effetto curativo sono mentalmente, emotivamente e fisicamente, oli essenziali richiesti notevolmente per il personale di bellezza, aromaterapia, trattamenti di medicina naturale, insieme a prodotti per la pulizia della casa. Gli oli essenziali sono così bene in passato. Lo sapevate che gli Egizi e gli ebrei usato per fare oli essenziali dalle piante ammollo nell'olio e filtra l'olio alla borsa di tela? Beh, l'uso costante di olio essenziale dimostra chiaramente che essi sono di grande profitto.

Quando si tratta di benefici medicinali, oli essenziali sono ottimi per alcune cose. Oli essenziali migliorare la concentrazione, ridurre tosse meraviglie, trattamento di contusioni, migliorare la digestione, ridurre voglie di cibo, alleviamento dei sintomi della sbornia, ecc. Parlare di utilizzo della pelle e bellezza, lavora con oli essenziali come un naturale profumiere & denti sbiancante e ridurre le rughe, trattamento della forfora, ridurre le smagliature e altro ancora. Oltre gli stessi oli essenziali ideali per il sollievo della tensione, pediluvio, miglioramento del sonno, lenitivo bambino arrabbiato e bagno detox. Quando si tratta di scopi domestici e pulizia, gli oli essenziali sono meravigliosi come zanzara repellente naturale, detergente universale, macchia di bagno, aria rinfrescante bagno, creme solari fatti in casa, ecc.

Oltre a loro infiniti benefici c'è una cosa importante da imparare. Come si può oli essenziali sul tuo corpo? In caso contrario, ecco la risposta. Se si desidera utilizzare oli essenziali sul tuo corpo, ci sono tre modi per farlo. Gli oli essenziali possono essere applicati sulla pelle, ingeriti o inalati. La gente in generale, oli essenziali, (sulla superficie corporea), uso piscine, spruzzi, impacchi e massaggi. Se volete respirare gli oli essenziali, vengono utilizzati metodi di espansione secca, diffusori, vapore e spray. Per quanto riguarda l'assunzione è, gli oli essenziali vengono applicati internamente in diversi modi. Tuttavia, dovrebbe essere eseguita sotto la supervisione di un operatore sanitario autorizzato.

Grazie per aver scaricato questo libro. È mia ferma convinzione che questi vi darà tutte le risposte alle domande dei vostri oli essenziali fornirà.

Capitolo 1 – Introduzione agli oli essenziali

Che cosa è un olio essenziale?

Gli oli essenziali sono molto in sostanza, l'essenza dell'odore di materiale vegetale grezzo. Gli oli mantenere l'odore caratteristico della pianta, sono Estratto da e prende solitamente il loro pianta del genitore: olio di origano o Tea Tree olio ad esempio. Un olio essenziale puro, ottenere i migliori oli essenziali, senza additivi. La parte del leone di oli essenziali sono chiare a colori e non sono affatto realmente oleoso al tatto.

Che cosa fa un oli essenziali?

Uno dei più popolari USA per oli essenziali in aromaterapia. L'aromaterapia è la pratica dell'utilizzo di odore, compresi gli oli essenziali, per cambiare e migliorare il benessere psicologico e fisico. Alcuni esempi: olio essenziale di lavanda avrebbe un effetto rilassante, quindi è una scelta popolare per uso in un diffusore per profumare una stanza. Il profumo di limoni e menta piperita sarebbe gli effetti sia edificanti e sono spesso utilizzati per aiutare lotta stanchezza, esaurimento e burn-out e in generale migliorare il proprio stato d'animo.

Alcuni oli essenziali sono utilizzati anche in regimi di cura della pelle per il trattamento di acne (olio dell'albero del tè), anche di fuori della pelle tono (lavanda) e anche per aiutare le donne a sbarazzarsi delle smagliature (Neroli). Tea Tree oil è un disinfettante antibatterico naturale e può essere usato per trattare le infezioni della pelle, verruche, alito cattivo e forfora. Olio di geranio è uno dei consigli anti-invecchiamento incredibili perché è detto che su richiesta, la pelle di invecchiamento di traffico con un colorito sano aumenta! Altri, come l'eucalipto utilizzato per aiutare nella lotta contro la congestione e problemi respiratori.

Una breve storia

Per migliaia di anni che hanno scoperto molte culture e benefici degli oli.

Egitto

Il popolo d'Egitto è ben noto per i loro successi nel promuovere la cultura e la tecnologia. Dell'incredibile architettura delle piramidi per la tecnologia della mummificazione, il popolo d'Egitto da grandi successi. Gli egiziani furono i primi all'uso di aromaterapia e oli nella loro medicina e la loro religione-soprattutto i processi di imbalsamazione. Risalente al 3500 A.C., il popolo d'Egitto utilizzato diversi metodi di estrazione differenti, incluso enfleurage (un processo dove il materiale vegetale si sviluppa su verdura

olio o grasso animale tra piastre) e distillazione (un processo in cui le piante vengono bollite e il vapore rimuove l'essenza della fabbrica).

Arabia

Quando l'Impero Romano è crollato e il mondo è stato gettato nel Medioevo, le culture del Medio Oriente salirono al potere. Persiano-medici sono generalmente accreditati con il miglioramento del processo di distillazione degli oli per il massimo dei benefici e dei ricavi delle piante.

Allo stesso tempo è rimasto monaci-che erano in molti casi l'equivalente dei medici per la loro comunità-usando le erbe e oli. Purtroppo, alcuni di loro erano anche visto come le persone che hanno utilizzato gli elementi naturali che hanno adorato nella guarigione. Erano provati e anche uccisi per la pratica hekseri.

La Bibbia stessa rende più di 180 riferimenti all'uso di olio per ungere. Alcuni riferimenti di voi si aspettano: olibano è menzionato in otto libri enmirre è menzionato in nove libri-nel Vecchio Testamento e nuovo Testamento. Ma altri oli sono anche chiamati: cannella è menzionato in tre libri, Nardo in tre e anche coriandolo a metà. È interessante notare che, il gree parola per "Cristo" significa "unto".

Tempi moderni In Occidente

Nel 1937, il profumiere francese ed il chimico Rene Maurice Gattefosse che l'assistenza sanitaria deve basarsi su elementi naturali. Gattefosse è accreditato con lo sviluppo del termine "aromaterapia" agli inizi del 1900.

Gattefosse bruciato la mano nel suo laboratorio. Alla ricerca di un liquido di mettere sulla sua mano per lenire l'ustione, ha messo la mano nel liquido più vicino che nel suo laboratorio-oli essenziali. L'olio sia fatto la mano per sentire meglio e lasciare che la sua pelle di guarire. Sorprendentemente, non c'era nessuna cicatrice dalla sua mano. Attraverso ulteriori ricerche scoperto Gattefosse zelfskleine quantità di olio che una tremenda positiva influenza sul corpo.

Durante la metà del XX secolo costruito sul lavoro del Dr. Valet Gattefosse e correttamente utilizzati oli essenziali per il trattamento dei soldati feriti.

Oggi gli oli essenziali

La scienza moderna oggi continua a dimostrare i benefici degli oli. Ad esempio gli ospedali in tutta Europa sono state studiando il sistema immunitario aumentando la proprietà di incenso e Weber State

University ha trovato in alcuni studi che oli quali origano sono superiori alla penicillina nella loro capacità di uccidere i microrganismi.

Che cosa sono buoni per gli oli essenziali?

Più gentile di oli essenziali con proprietà sorprendenti antimicotica, antibatterica e antivirale. Possono essere componenti eccellenti nelle impostazioni della vostra pulizia in casa. Menta piperita, limone, eucalipto, pompelmo, lavanda, rosmarino e tea tree sono alcuni degli oli essenziali che sono ampiamente utilizzati nei detergenti.

EOS sono in realtà molto minuscolo nella loro dimensione molecolare. Per questo motivo sono molto facilmente assorbiti dalla superficie della pelle. Di conseguenza, sono alcuni degli ingredienti più eccellenti in una vasta gamma di prodotti di cura personale che può nutrire, ammorbidire e guarire. Una cosa buona di loro è che essi non avere accumulati nel corpo umano nel corso del tempo.

Una serie di studi hanno trovato che Rosemary EO può migliorare significativamente le prestazioni del cervello. Soprattutto, odore di olio di rosmarino può aiutare a migliorare la memoria. Questo è stato scientificamente verificato e dimostrato con la somministrazione di test delle prestazioni e il richiamo di un numero di persone in condizioni di prova. Questo vi darà spaccato i vantaggi inclusi in diversi oli essenziali in modo scientifico. Inoltre, alcune altre prove indicati che i gruppi che avevano inalato lavanda o rosmarino EO sperimentato un profondo senso di relax che non fanno nulla.

È necessario essere in grado di distinguere tra oli essenziali e oli profumati. So che questi prodotti venduti sul mercato sotto il titolo di profumi presso tutti gli oli essenziali sono. Sebbene le etichette possono leggere che vengono recuperate dai prodotti naturali, sono prodotti in realtà sintetici e non naturale. Poiché EOs sono tutti naturali, nessuna azienda può loro brevetto. Non sarà mai in grado di oli essenziali gli ingredienti di una ricerca di droga farmacia. Per questo stesso motivo, non la maggior parte medici di medicina generale della medicina EOs consiglia come alternative alle droghe sul mercato. Infatti, poiché non sono brevettabili, produttori di farmaci mai farà perdere tempo e risorse per studiare su di loro. Questo è uno dei motivi per cui la nostra comprensione degli oli essenziali è limitato e il fatto che non esiste nessuna ricerca forte funziona pubblicato su oli essenziali. Il fondo delle informazioni detenute su oli essenziali oggi sono quelli che sono personalmente sperimentato da migliaia per un lungo periodo nella storia e trasmesso alle generazioni.

Per preparare oli essenziali, sono un gran numero di piante bisogno. Ad esempio, è sorprendente notare che per produrre solo 1 chilo del EO, voluta circa 4000 libbre di Rose bulgare. D'altra parte, una libbra di olio essenziale di lavanda vi darà solo 100-110 chili di pianta di lavanda. L'enorme numero di piante usate per fare oli essenziali si capirà perché sono altamente concentrati.

Capitolo 2 – Oli essenziali per aromaterapia e massaggio

Oli essenziali biologici e il loro ruolo in aromaterapia massaggio

In confronto con quelli non biologici, gli oli essenziali organici sono considerati essere di gran lunga superiore in termini di loro qualità. Oli biologici sono estratti o distillati dalle piante che sono alimentate e coltivate senza l'uso di qualsiasi forma di pesticidi. Modo che anche una piccola quantità di loro un'enorme quantità di materiali vegetali sono necessari. Questi sono usati per 12 costellazioni differenti. Se questi oli hanno il loro impatto sui rispettivi persone con una particolare costellazione, essi sono ampiamente utilizzati in diversi tipi di balsami e profumi in questi giorni per risultati sorprendenti.

Composto da ingredienti naturali

Questi oli essenziali sono esenti da qualsiasi tipo di prodotti chimici, e sono i prodotti di ingredienti 100% naturali. Se questi sono fatti dalle piante che non sono stati trattati con pesticidi, sono le possibilità di qualsiasi contaminazione accanto a zero. Gli estratti di alta qualità sono disponibili nei principali negozi. Se sei uno dell'aromaterapia leader centro, troverete che questi sono usati per il trattamento dei visitatori. È fatta di ingredienti naturali e liberi da qualsiasi tipo di trattamenti chimici, sarebbe questo energico dentro di te.

Irradia la positività

L'aroma e la sensazione sulla pelle avrebbe un effetto magico sulla vostra mente e il corpo. Questi oli sarebbero infondere positività nella vostra salute mentale, fisico ed emotivo. Il loro effetto è così forte che ti sentiresti energico da dentro e aiutano a mantenere la corsa al largo di tutte le negatività, stress e frustrazione da voi e vi faranno sentire calmo e rilassato. Come questo essere usato soprattutto per terapie, è accertato che essi sono privi di qualsiasi tipo di effetti collaterali.

Questo focus sul sistema limbico del cervello umano. Questi aromi di questi oli colpiscono il cervello in modi diversi. Questi aromi sono direttamente correlati al tuo segno zodiacale. Quando trovi quello che soddisfa il tuo zodiaco, ti sentiresti la differenza. Se questi obiettivi olio e hanno un impatto diretto sul tuo cervello, hanno anche numerosi effetti positivi su altri settori del sistema fisiologico.

Quali sono i diversi tipi è utilizzati?

Questi oli sono disponibili in tutti i tipi di diverse specie e varietà. Qui sono alcuni di loro:

Calendula

Ginger Clove bud

Bergamotto-Arancio

Olio di sandalo

Olio essenziale di pompelmo

Olio di rosmarino

Oltre a questo ci sono centinaia di diverse varianti di questi oli che vengono utilizzati dai terapisti dalle conseguenze significative per l'utente. Questi oli sono unici in termini di loro sapore, il colore e la consistenza. Questi sono piuttosto costosi; Tuttavia, dato l'incredibile impatto che hanno sul corpo e mente umana, meritano sicuramente di essere costoso.

Tutti questi oli sono molto favorevoli, ma il loro corretto utilizzo li rende ancora più efficace. Un aromaterapista esperto e ben addestrato è l'unica persona che sa come ottenere il miglior effetto con l'aiuto di loro. Quindi, si prega di mettersi tocco per un terapeuta e godere dei vantaggi.

Benefici dell'aromaterapia e oli naturali

L'aromaterapia è un processo di medicine alternative attraverso quali estratti di oli essenziali sono usati per alleviare e ringiovanire il corpo in modi diversi. Gli oli essenziali diversi hanno diversi alleviare il potenziale, ma tutto sommato miravano a stimolare e migliorare il corretto funzionamento del cervello nel lungo periodo. Questi oli sono stati usati per centinaia di anni nel corso della storia e del mondo.

Aromaterapia oli possono essere diviso in tre tipi principali, tra cui cosmetico, olfattivo e massaggio con aromaterapia. I cosmetici oli essenziali o oli per aromaterapia sono applicati alla pelle per assorbimento nel corpo attraverso la pelle. A seconda del tipo utilizzato, essi possono beneficiare il vostro corpo tonificante, idratante, essiccazione o anche la pulizia della vostra pelle. Usato per massaggi vengono applicate al corpo per rilassarsi e ringiovanire esso. Alcuni dei migliori esempi di oli che vengono utilizzati per questo scopo sono semi di jojoba, mandorle e uva. L'olfattiva

Aromaterapia oli sono presi da inalazione. Si argomenta che, una volta sniffato l'odore è in grado di sbloccare i ricordi e anche incoraggiare corpo rifusione nel modo più naturale.

Gli oli essenziali può essere molto utili nel migliorare il benessere del corpo e del relax. Alcuni dei benefici comuni di aromaterapia; lo stress di sollievo e rilassamento, miglioramento dei sistemi di circolazione sanguigna, il sistema immunitario e il sistema respiratorio, illuminazione di diverso lieve disagio e aumentare il voto. Altri salute benefici associati all'utilizzo di oli essenziali e includono la guarigione delle ferite, regolazione dell'ormone, riduzione della congestione, alleviare i dolori mestruali correlati e crampi, ridurre l'infiammazione e migliore digestione. La maggior parte degli oli naturali e oli aromaterapici lavora attraverso l'odore. Il corpo (una volta esposto per l'odore) lo inala e l'odore viaggia il bulbus nervi al cervello, soprattutto sulla parte che si deposita la nostra capacità di apprendimento, la memoria e l'umore. Quando l'area viene stimolato il rilascio di numerosi prodotti chimici buona sensazione migliorando così la capacità del corpo di rilassarsi mentre l'incremento dell'atmosfera stimolante.

Gli oli essenziali usati in aromaterapia può essere estratta da alcune parti di piante naturali diverse, tra cui fiori, steli, foglie, radici o corteccia. Qui esaminiamo vari oli aromaterapici i vantaggi che essi offrono. Olio dell'albero del tè è conosciuto come un anti-virus, anti-fungals, anti-settico e immunitario-stimolanti. Aiuta anche nella guarigione del seno, tosse e ad alleviare l'asma, trattamento di acne e forfora. Possono inoltre avvantaggiarsi delle persone affette da depressione, stress e carenze mentali. Uso di questo prodotto come un olio aromaterapia può aiutare a migliorare i linfonodi e la circolazione del sangue.

La lavanda ha la crescita delle cellule della pelle stimolandone le capacità, migliorare la resistenza, ridurre i rischi associati con pressione sanguigna, ridurre lo stress o depressione, alleviare l'insonnia e alleviare il dolore. Olio di limone può aiutare equilibrio bruciore di stomaco, mal di gola guarire e riducendo la cellulite. Olio naturale della pianta di eucalipto può aiutare ad alleviare diuretici e problemi respiratori. Menta piperita aiuta a ridurre il mal di testa e migliorare la digestione, riducendo il gonfiore addominale e nausea. Lo zenzero può essere molto utile nel migliorare la viscosità del sangue, alleviando l'appetito di aumento di dolore muscolare e gonfiore di stomaco e nausea. In breve, tutte le piante presenti in natura hanno un valore quando si tratta di aromaterapia. Prima dell'uso, tuttavia, è importante determinare innanzitutto quali prodotti che si utilizza possono trarre vantaggio.

Capitolo 3 – Disturbi comuni e trattamento olio essenziale

Allergie

Migliori oli: camomilla, Melissa, lavanda, bergamotto, menta piperita, Elicriso, limone, eucalipto e basilico,

Come utilizzare: combinando 60 gocce 40 gocce di lavanda, bergamotto, bacche di ginepro e 40 gocce 20 gocce di menta piperita in una bottiglia. Mescolare il mix 8 gocce con 4 cucchiaini di olio di mandorle e massaggi sopra l'area interessata.

Mal di testa

Migliori oli: Helichrysum olio, olio di eucalipto (consigliato per sinusiti) e olio di menta verde o menta piperita di

Oli per evitare: ylang-ylang. Questo provoca il mal di testa, se usato in eccesso.

Come utilizzare: mescolare 10 gocce di uno degli oli essenziali sopra con 1 oncia di olio di mandorle dolci in una bottiglia. 2-4 gocce sul collo, la fronte e le tempie. Massaggi.

Stress

EOS che alleviano lo stress includono Ylang Ylang (liberantesi frustrazione e rabbia), rosa (per lo stress), vaniglia (per calmare), maggiorana (per lutto e dolore), bergamotto (per lieve ansia), incenso (per rilassamento), Vetiver (calmando quando sei arrabbiato), camomilla (per sonno e calmante), lavanda (insonnia)

Come utilizzare: mescolare uno degli oli essenziali con vettore nel rapporto di 01:10 e applicarlo al vostro corpo.

Per l'insonnia

Migliori oli: olio di lavanda, salvia sclarea e olio Roman Chamomile

Per evitare oli: pompelmo, cipresso, menta piperita, rosmarino e limone

Come utilizzare: applicare alcune gocce su un batuffolo di cotone nel quartiere del cuscino o in un bagno di notte.

Per forfora e prurito del cuoio capelluto

Migliori oli: eucalipto, menta piperita, Patchouli, ylang-ylang, Tea Tree, ginepro, salvia, lavanda e rosmarino.

Come utilizzare: mescolate l'olio shampoo e un po' il tuo massaggio del cuoio capelluto dopo la doccia.

Per l'Acne

Migliori oli: Jojoba, lavanda, geranio, noce di cocco e Tea Tree

Come utilizzare: selezionare un olio vettore e mescolare con 1 goccia di geranio EO, 5 gocce di Tea Tree EO, 6 gocce di lavanda EO e 1 FL. oncia Jojoba in una bottiglia e chiudere perfettamente il recipiente. Applicarlo al vostro viso, il dorso o il collo. Evitare il contatto con le narici, labbra, dentro le orecchie e gli occhi.

Per impulso sessuale

Migliori oli: legno di sandalo, cardamomo, arancio, ylang-ylang, salvia sclarea, Patchouli, bergamotto, rosa e Neroli.

Come utilizzare: un massaggio da qualcuno o fare un bagno sexy utilizzando uno degli oli.

Raffreddore commune

Migliori oli: olio di corteccia di cannella, olio di lavanda, olio di chiodi di garofano e olio di arancio dolce

Come utilizzare: mescolare 5 gocce di ogni olio In una bottiglia. 10 gocce della miscela in una ciotola di acqua e posizionare una candela qui sotto. Dopo pochi minuti l'odore è emesso nell'aria e si respira.

Costipazione

Migliori oli: menta piperita

Come utilizzare: prendere 1 cucchiaio da tè di menta piperita per 5 volte al giorno

Capitolo 4 – Gli oli essenziali per la perdita di peso

Oli essenziali per la perdita di peso

In questi giorni, considerare le persone persone oversize inadatto. In buona forma è uno status da molti ammirato. Questo è perché aiuta a costruire la propria fiducia. Tuttavia, se si pensa che per mettersi in forma, è necessario eseguire e quasi rompere i tapis roulant, quindi si sta solo pensando. Basta tenere quelle macchine pesanti e provare per oli essenziali.

È un fatto che l'olio essenziale è buono per spargimento chili come è gratuito per un effetto collaterale. Gli oli essenziali in India sono già in uso da molti anni. Questi oli vengono utilizzati per varie cerimonie, terapia e imbalsamazione. Gli oli essenziali non sono grassi, ma in realtà è presente sotto forma di un distillato da parti di piante che esistono dai fiori, corteccia e foglie. I prodotti che provengono da dopo l'intervento di distillazione sono i costituenti chimici. Con il processo di aromaterapia, questi oli vengono assorbiti nella pelle della persona. Questi sono anche registrati dalle narici. Questi oli hanno proprietà che sono molto potenti e molto piccola, rendendo loro immettere la circolazione e anche le cellule del corpo. Se questo gli elementi della natura, gli oli con la naturale capacità del corpo di bruciare calorie. Infatti, dopo aver scelto tutti per oli essenziali per sbarazzarsi di ciccia, non è necessario seguire una dieta adeguata.

Usi degli oli essenziali

Gli oli essenziali sono solitamente applicato alla parte inferiore dei piedi. Poiché il maggior numero di pori presenti nella parte inferiore dei piedi è, così è l'olio viene assorbito in modo più veloce. Questi oli sono disperse nell'aria con un diffusore, pure. Gli oli essenziali a immettere prima attraverso il sistema olfattivo e con quel percorso solo, successivamente nutrirli nel flusso sanguigno.

Cannella

Olio di cannella è costituito da proprietà che aiutano nel controllo dei livelli di zucchero nel sangue. Può ridurre il rischio di contrarre il diabete, perché aiuta a regolare i livelli di zucchero nel sangue. Inoltre, cannella è considerato essere la funzione del fegato, che alla fine aiuta con perdita di peso e del lipido del siero di bilanciamento.

Limone

È noto come un disintossicante naturale. Olio estratto dal limone aiuta a ridurre l'appetito. Limone è sempre stato attendibile per scovare le tossine dal corpo e perdere peso.

Ginger: un ingrediente molto importante durante la cottura, lo zenzero è noto per il raffreddamento dello stomaco e ha le caratteristiche di perdita di peso bruciando il GRASSO per bruciare.

Menta piperita

Olio di menta piperita viene fornito tramite distillazione a vapore di Mentha x piperita, una moneta dell'ibrido è stata creata da incrocio di Mentha acquatica e la Mentha spicata. Questa specie è ora coltivata in tutto il mondo, originariamente è stato pensato il nativo solo a regioni del Mediterraneo. L'olio distillato è un liquido limpido e chiaro con un tocco di giallo e un aroma molto caratteristico.

È tradizionalmente utilizzato nel perdere peso, soprattutto se tè alla menta.

Bergamotto

Stimola il sistema endocrino a produrre sentimenti di calmi e rilassati, che a sua volta è combattimento stress emotivo collegato l'eccesso di cibo. Questo atto di bergamotto EO aiuta a promuovere la perdita di peso, come combatte lo stress che porta all'eccesso di cibo.

Legno di sandalo

Svolge un ruolo nella perdita di peso, poiché non vi è un grande effetto sull'apparato digerente. Legno di sandalo migliora le funzioni dell'intestino e dello stomaco e questo lo rende logico dice che colpisce il peso.

Mandarino

È povera di grassi e calorie (100 g = 53 calorie e 100 g = 0,3 g di grassi nella dieta). Questo dimostra sicuramente che giocano un ruolo importante nella perdita di peso.

Geranio rosa

Geranio EO stimola il sistema linfatico e aiuta a liberarsi dell'acqua in eccesso dal corpo. Questo a sua volta aiuta a ridurre il peso.

Capitolo 5 – Gli oli essenziali per migliorare il benessere

Pace e felicità

Bergamotto, geranio, limone, Neroli, arancio, rosa, incenso, legno di sandalo, pompelmo, Ylang Ylang

Depressione

Salvia sclarea, lavanda, bergamotto, geranio, Roman Chamomile, Ylang Ylang, mandarino, pompelmo, Elicriso, gelsomino, incenso, limone, Neroli, arancio, rosa, legno di sandal

Paura

Bergamotto, gelsomino, Vetiver, legno di cedro, salvia sclarea, Roman Chamomile, pompelmo, arancio, incenso, limone, Neroli, legno di sandal

Stress

Ylang Ylang, mandarino, legno di sandalo, Roman Chamomile, lavanda, bergamotto, salvia sclarea, incenso, geranio, Neroli, rosa, pompelmo, gelsomino, benzoino, Patchouli, Vetiver

Capitolo 6-Ricette essenziali olio

Ricette olio essenziale per la salute

Freddo-influenza

8-10 gocce di pino

8-10 gocce di eucalipto

Aggiungere il vantaggio di prendere bagno per inalazione. Regolarmente inalare. Cuscino accanto al tuo naso. Questo aprirà i seni e anche aiuta a sbarazzarsi di congestione in testa. Eucalyptus è anche atti come un antisettico naturale.

Piede dell'atleta

2 gocce di lavanda

3 gocce di Tea Tree

4-6 gocce di olio da massaggio

Mescolare sui palmi delle mani e applicare tra le dita dei piedi e piedi.

Mix ripetere questa procedura almeno due volte al giorno.

Pressione sanguigna miorilassante

25-30 gocce di salvia sclarea

7-9 gocce di limone

8-9 gocce di maggiorana

9-10 gocce di Ylang Ylang

Aggiungere che le gocce in una bottiglia e riempire con massaggio olio di scelta.

Applicazione sulla pelle sono assorbiti.

Bagno di PMS

Bagno caldo eseguire quindi aggiungere quanto segue alla vasca:

5 gocce di salvia sclarea

5 gocce di Ylang Ylang

4 gocce di geranio

Mescolare l'olio in un bagno poi nutrire e relax per 25-30 minuti.

Costipazione

8-10 gocce di limone

10-15 gocce di rosmarino

5-7 gocce di menta piperita

Diluire gli oli in 3 cucchiai di olio di massaggio.

Massaggio sulla parte inferiore dell'addome almeno due volte al giorno.

Infezione dell'orecchio

Aggiungere quanto segue al 2 cucchiaini di olio da massaggio

2 gocce di timo

4 gocce di Tea Tree

3 gocce di lavanda

Massaggio della zona intorno all'orecchio e l'osso della guancica.

Mix di mal di testa

5 gocce di menta piperita

20-24 gocce di maggiorana

20-24 gocce di lavanda

Aggiungere le gocce in ambra bottiglia poi riempire con olio da massaggio di scelta.

Utilizzarlo per testa e collo

Ricette olio essenziale per il benessere

Orange Julius Smoothie

1 grossa arancia succosa, matura

buccia d'arancia 1 cucchiaino

1 cucchiaio terra cocco

1 tazza di latte di cocco

1 pezzo di baccello di vaniglia

1 cucchiaio di semi di canapa

2 gocce di olio essenziale di agrumi freschi

Mescolare insieme tutti gli ingredienti tranne la EO agrumi freschi fino a che liscio.

Aggiungere il EO agrume fresco e mescolare lentamente per 30 secondi.

Bere probiotico Orange Crush

olio essenziale di mandarino 2 gocce

Bottiglia originale gusto Kombucha

Ghiaccio

Aggiungere tutti gli ingredienti in un bicchiere e godere

Mojito al cocco ananas

1 ½ tazze di acqua di cocco

¾ tazza di succo di ananas biologico

5 gocce di Lime EO

15 foglie di menta fresca

4 oz rum

½ tazza di cubetti di ghiaccio

1 cucchiaino di miele (opzionale)

Schiacciare le foglie di menta e si dividono in 2 bicchieri.

Aggiungere il bicchiere di cubetti di ghiaccio.

EO di lime, succo di ananas, acqua di cocco, miele e rum in un cocktail.

Insalata di frutta con olio essenziale di arancia

1-pinta mirtilli

1 chilo di fragole, dimezzate

4 pesche di media, affettate

3 kiwi, affettato

2 cucchiai di miele grezzo

4 gocce di Young Living Orange EO

Mescolare olio di arancia e miele in una ciotola e mettere da parte in modo che arancio aromatizzato infusione

Mettere tutti i frutti in una ciotola e irrorate miscela di miele e mescolare fino a quando le verdure sono coperti in modo uniforme.

Servire e gustare

Riso di calce di coriandolo

1 tazza di riso, cotta

2 tazze di mais

Formaggio cheddar, sbranato

1 mazzetto di coriandolo, tritate o macinate

Succo di 1 lime

1 può verde chiles, a dadini

1 può fagioli neri, scolati e sciacquati

2 spicchi d'aglio

2 cucchiai di olio, divisa

1 barattolo di pomodori a dadini

1 cipolla, tagliata finemente

Yogurt o panna acida

Aggiungere la cipolla e al forno alla tenerezza in una padella, scaldare l'olio di oliva di 1 cucchiaio per 1 minuto. Aggiungere aglio e cuocere per 2 minuti.

Unire 1 altro cucchiaio di olio d'oliva, EO calce, composto di cipolla e coriandolo. Aggiungere il riso e poi gettare al cappotto. Per l'utilizzo di riso come contorno, si deve fermare qui.

Per rendere un pasto, procedere come di seguito.

Mescolare chiles verdi, mais, pomodori tagliati a cubetti e fagioli neri in una ciotola a parte.

Su un piatto, mettere un cucchiaio di riso accanto un cucchiaio della miscela di fagioli e formaggio cheddar, poi in alto con una cucchiaiata di yogurt e coriandolo.

Dip di hummus

1 cucchiaio di aglio tritato

¼ di tazza di acqua

3 tbsps. olio d'oliva

1 lattina di fagioli, pelati

6-9 gocce di Young Living limone EO

Sale e pepe

Scolate i fagioli e da parte della riserva.

Mescolare tutti gli ingredienti in un frullatore.

Mescolare fino a che liscio.

Cospargere di olio d'oliva e servire con i condimenti di scelta

Ricette olio essenziale per i bambini

Immunitario aumentando per i bambini

1 goccia di incenso

2 gocce di origano

3 gocce di Melaleuca

Mescolare 3 gocce protettive

Olio vettore (mandorle, jojoba, ecc.)

Strisci sul fondo dei piedi prima di andare a letto.

Bambini Focus Blend {grande per la scuola e i compiti}

3 gocce di arancio selvatico

3 gocce di menta piperita

Olio vettore (mandorle, jojoba, ecc.)

Mescolare gli ingredienti e applicarlo al vostro corpo.

Anti-Critter Roll on

2 gocce di menta piperita

2 gocce di menta piperita

2 gocce di rosmarino

2 gocce di eucalipto

2 gocce di Melaleuca

Olio vettore

Mescolare gli ingredienti in una bottiglia e ruoli sul collo e dietro le orecchie del vostro bambino. Si può anche strofinare sui capelli.

Ricette olio essenziale per anziani

Spinta immunità

2 gocce di menta piperita

2 gocce di origano

1 goccia di Melaleuca

3 gocce di chiodi di garofano

3 gocce di limone

Olio vettore

Mescolare insieme gli ingredienti e applicare su polsi e fondo dei piedi per stimolare l'immunità.

Spinta extra immune

2 gocce di incenso

5 gocce di Melaleuca

3 gocce di origano

Olio dell'elemento portante (olio di cocco, jojoba)

Mescolare insieme gli ingredienti e applicare su polsi e fondo dei piedi per stimolare l'immunità.

Preoccupazioni dell'analgesico

5 gocce di lavanda

8 gocce di menta piperita

5 gocce di Roman Chamomile

3 gocce di incenso

Olio vettore (mandorle, jojoba)

Mescolare gli ingredienti insieme e fronte, tempie e sulla nuca del collo.

Capitolo 7-Perché gli oli essenziali curato rispetto ai farmaci

Terapia naturale è, dopo il trattamento medico, il metodo di guarigione più ampiamente usato. Ma ha effetto molto lento ed è un po' difficile da usare. Con la domanda per il metodo più semplice e più efficace è emerso aromaterapia come un'alternativa che non solo aiuta a guarire i disturbi fisici, ma anche sulla mente e spirito funziona anche. Esso si applica a diversi tipi di oli, che sono conosciuti come oli essenziali.

Farmaci da prescrizione sono pericoli intrinseci. Nonostante un'attenta prescrizione dal medico e la compiacenza del paziente in seguito agli ordini impartiti dal medico, danni e morti ancora verificano. Secondo la US Centers for Disease Control, più di 100.000 persone in America muoiono ogni anno, non per le violazioni della droga, farmaci, droghe illegali o overdose, ma, presi ricette medicinali da prescrizione. Più persone muoiono ogni dieci giorni a prescritto dai medici di quelli uccisi durante l'attacco di 9/11.

Sostanze naturali atossici elimina il corpo facilmente quando non sono più utili per il corpo. Il corpo non è tuttavia in grado di metabolizzare tessuti sintetici quando la ricezione li. Essi finiscono nel corpo per anni o anche per una vita che è pericoloso e nocivo, perché interrompe il funzionamento dell'organismo. Questo spiega perché le tracce di farmaci da prescrizione impiegati decenni fa nell'infanzia possono essere trovate nel vostro corpo.

Al contrario, il corpo metabolizza molecole naturali facile come quelli trovati in EOs. Infatti, il corpo creato per lavorare su di essi. Una volta nel corpo, sono offerte di molecole di EO con scopi terapeutici, quindi procede a fegato e reni e viene quindi eliminato dal corpo.

Oli essenziali rispetto ai farmaci

Oli essenziali e le droghe funzionano in modi diversi. Mentre le droghe lungo disintossicare il corpo, oli essenziali. EOS, ben siti recettoriali mentre droghe funzionano per confondere e nascondere recettore-siti Web.

Il sistema immunitario è depresso da farmaci, mentre è essere rafforzata da EOs. Gli antibiotici distrugge indiscriminatamente i batteri, i batteri buoni e cattivi. EOS, piuttosto, lasciate i batteri buoni nel corpo mentre uccidendo i cattivi.

Le droghe sono un senso dimensionale che sono programmati per fare determinate azioni nel corpo senza dover considerare o meno il corpo o no. EOS sono multidimensionali significato hanno intelligenza che permette loro di recuperare uno stato omeostatico di salute equilibrio al corpo.

La tabella seguente riassume il confronto di farmaci ed Eos

Industria farmaceutica	Oli essenziali
Proprietà Innaturale, geneticamente Alcuni principi attivi noti (1 o 2) Sembrano tutti i batch Artificiale, può essere brevettato	Proprietà Naturale, organicamente coltivate o selvatiche predisposti Centinaia di ingredienti, non tutti sanno Nessun partito è lo stesso come qualsiasi altro Dio ha creato, non brevettabile.
Effetti e conseguenze Nessun farmaco antivirale Ostruisce la funzione naturale	Effetti e conseguenze Antivirale Ripristina la naturale funzione

Molte interazioni dannose	Nessuna interazione è nociva
Interrompe la comunicazione cellulare	Migliora la comunicazione cellulare
Impiglia e confonde la memoria cellulare (DNA)	Migliora e ripristina il corretta memoria cellulare (DNA)
Blocca i siti recettoriali	Pulisce il recettore-siti Web
Chiave del sistema immunitario	Costruisce il sistema immunitario
Lo sbilanciamento emotivo	Equilibrio emotivo
Effetti collaterali dannosi	Effetti collaterali positivi
Conduce alla dipendenza e alla malattia cronica	Conduce al benessere e indipendenza

Paradigma/filosofia	Paradigma/filosofia
Si presuppone quello naturale dichiari, sensibili e vulnerabili alla malattia	Benessere è supposto come uno stato naturale, invulnerabile alla malattia
Resta inteso che corpo e mente hanno bisogno di assistenza esterna a Helen	Resta inteso che corpo e mente per auto-guarigione
Triturato, separando tratta le parti del corpo, emozioni e pensieri	Olistica, integrata mente, corpo e anima come un'unità
La folla di naturale difesa e attacco della malattia stessa	Costruire le difese naturali e lasciare che affrontare corpo malattia
Livello esterno ossequi dei sintomi lordi	Coperture interne il livello dell'intelligenza cellulare
Radici secolari, storiche nel	

materialismo motivato dal denaro	Teiste, storiche radici nella religione quando erano sacerdoti guaritori

Capitolo 8-Gli oli essenziali per gli animali domestici

Sicuro oli essenziali da utilizzare sugli animali domestici

Oli essenziali per gli animali domestici è l'approccio sano tutto naturale per migliorare la qualità della vita del vostro cane utilizzando aromaterapia. Come posso essere lavoro sicuro aromaterapia? Cuocere alcuni biscotti fatti in casa e vedere se si mette di buon umore! Ora supponiamo che voi e il vostro cane potrebbe odore. Oli essenziali per gli animali domestici ha adottato gli oli essenziali dalle piante che è l'olio di 100% che un impianto produce, naturalmente e utilizzata in vari modi a migliorare naturalmente il benessere emotivo o fisico del vostro amato cane. Ci sono diversi oli che vengono utilizzati per scopi diversi sul vostro animale domestico.

Oli essenziali e il loro scopo:

Olio di eucalipto aiuta a disturbi respiratori rilassanti.

Incenso aiuta a stimolare il sistema immunitario e aiuta a tumori e verruche.

La lavanda è utile per il trattamento di tagli e ustioni. L'inalazione di lavanda possa contribuire a calmare un cucciolo iperattivo.

L'origano è un olio antibatterico forte che è efficace quando viene inalato.

Olio di limone può essere utilizzato come alternativa all'olio di citronella. Esso agisce come un repellente per insetti.

Naioli viene utilizzato come alternativa all'olio di tea tree. L'applicazione topica aiuta allergie cutanee e AIDS nella guarigione delle infezioni dell'orecchio.

Il rosmarino è usato per l'artrite, nel respingere le pulci e pidocchi. È anche usato nell'irritazione della pelle.

Olio di menta piperita può essere utilizzato per rendere un cane pigro lento più attiva e perdere peso.

Questi sono solo alcuni degli oli essenziali che può essere utilizzati in miscele differenti per migliorare la qualità della salute del vostro animale domestico in modo naturale. Consiglia sempre di un manuale dettagliato sull'uso e olio da miscelare, così non danno il vostro cane in qualsiasi modo.

Suggerimenti importanti da considerare quando si acquista oli essenziali per gli animali domestici

Gli oli essenziali sono grandi doni per la salute umana e animale. Estratti da erbe e piante utilizzando diversi metodi, gli oli essenziali dal intorno i nostri tempi storici. Diversi tipi di EOs sono usati per trattare una varietà di sintomi in esseri umani. Gli oli essenziali sono parte integrante dell'aromaterapia e sono dotati di grandi proprietà curative. Ci sono alcune cose che dovete sapere sull'utilizzo di oli essenziali nel modo giusto e questo articolo vi aiuterà in questo senso.

La maggior parte degli oli essenziali sono molto potente e mai sull'animale senza diluizione secondo le misure prescritte deve essere applicata. Oli anche elencati come olio vettore utilizzato per diluire oli essenziali. Alcune di queste aziende sono Burri di diluizione, cere, alcoli o altre misure. Perché essi sono effettivamente disponibili in alta concentrazione, potrebbe finire per danneggiare la vostra pelle applicando nella loro forma pura senza diluizione.

La cosa più importante da notare su oli essenziali è questo. Tenerli non alla portata dei bambini. Anche non lasci mai gli oli contattare degli occhi dell'animale domestico. EOS non sono raccomandati per uso interno. Inoltre, non si dovrebbero consumare mai oli essenziali come eucalipto e Wintergreen. Mentre alcuni di questi oli essenziali sono utilizzati in diluizione in prodotti come dentifricio, si è osservato che non c'è nessun bisogno di utilizzarle in questo modo. Infatti, alcuni oli essenziali tossici non prendere anche dal contatto con la pelle. Tuttavia, non troverete nessun tali oli essenziali in vendita nei negozi. È raro per farli. Gli effetti positivi che possono contenere oli essenziali per l'uomo sono qualcosa che non può essere sottovalutato. Quando utilizzato con discrezione sotto consulenza di esperti, oli essenziali portare su un incredibile livello di cura e benessere.

Utilizzando oli essenziali sugli animali domestici

La gente ama gli animali perché sono un segno di amore incondizionato, di innocenza e di felicità ai loro proprietari. I nostri amici animali amore una parte della nostra vita e ci piace averli con noi.

Ma a volte un animale viene nella nostra vita, che è un po' "fuori!"

La paura che hanno gli animali può sembrare strambo a noi. Tuttavia, ma pienamente giustificato questa paura nella mente del vostro animale domestico.

Per applicare oli essenziali sui nostri animali domestici possono aiutare a ridurre le loro paure

Pace & Calming, lavanda e Roman Chamomile per lenire il vostro animale domestico: EOs

Questi tre EOs può essere utilizzato per contribuire ad alleviare l'angoscia del vostro animale domestico. È possibile utilizzarli per situazioni come; una visita all'ufficio del veterinario, trauma, dolore e depressione, abuso, questioni di divorzio, iperattività e qualsiasi altra situazione che portano lo stress per il vostro animale a può.

A causa della loro sensibilità agli oli essenziali, è bene ricordare che quando si tratta di animali, poco più che sufficiente nell'applicare la Eos.

Oli essenziali deve essere diluiti con un olio vettore, come olio di mandorle dolci e olio di oliva. Il rapporto di diluizione è 1:1 (olio essenziale: olio vettore) per cavalli e cani. Rapporto di diluizione per i gatti è 01:10 (olio essenziale: olio vettore).

Fare attenzione quando si utilizzano oli essenziali con i gatti. I gatti sono molto sensibili alla EOs e alcuni oli essenziali sono potenzialmente pericolosi per loro. Questi oli sono timo e origano, che ricco di fenoli. I gatti possono non efficace fenoli Digest. Questo è a causa della loro mancanza di adeguata enzimi per digerire i fenoli. Evitare pace & Calming con vostri amici felini, in quanto contiene piccole quantità di fenoli e anche oli di agrumi, quei gatti non piacciono. Sono alcuni degli oli essenziali che sono sicuri da usare sui gatti Roman Chamomile e oli essenziali di lavanda sono molto sicuri per l'uso sui gatti.

Per applicare gli oli essenziali per il vostro animale:

Per calmare i cani:

Mescolare una goccia di Roman Chamomile, lavanda o lenitiva EO con una diminuzione di olio vettore. Strofinare su tutto il corpo del cane. Applicazione se si desidera che il vostro cane è sollecitato.

Per calmare il cavallo:

Mescolare 1 goccia di lavanda o Roman Chamomile con una goccia di olio di oliva biologico. RUB questo alle estremità delle orecchie, muso o cornetta bande del vostro cavallo. Applicazione quando il cavallo è in difficoltà.

Per calmare il gatto:

Mix 1 goccia di Roman Chamomile, pace & sedativo o lavanda olio essenziale con 10 gocce di olio di oliva biologico. Strofinare sulle punte di padiglioni dal gatto e l'intero corpo. Applicazione quando il gatto è in pericolo.

Conclusione

Fin dall'antica epoca, suoi gusti e sapori una parte della vita in qualche modo o in altro. Profumi e aromatizzati materiali sono utilizzati nella vita quotidiana e giocano un ruolo chiave nella vita quotidiana. Quasi tutto, dalla cura della persona, cosmetici o prodotti dolciari possiedono una sorta di sapore o profumo. Naturalmente questi sono derivati da molte fonti delle specie animali e vegetali.

Oli essenziali può essere trovati negli spazi subcuticular delle cellule granulari in piante. A seconda della fisiologia e la morfologia della pianta, queste ghiandole si trovano ovunque. Queste ghiandole possono essere trovate su steli, fiori, corteccia, legno, radici e foglie. Il fallimento di queste ghiandole premendo, sfregamento o riscaldamento comporta l'estrazione di olio essenziale. Un olio essenziale è costituito da composti volatili, aromatici che idrofobi in natura.

Gli oli essenziali possono essere prodotti per distillazione o espressione, mediante estrazione da ogni solvente. Questi sono utilizzati in profumeria, aromaterapia, incenso, cosmetici, medicinali, bevande e prodotti di condimento. Queste sono molto preziose materie spesso utilizzate nelle industrie alimentari e fragranza. Gli oli essenziali sono noti per avere numerosi vantaggi. Questi aiutano nel trattamento di vari disturbi e anche un ruolo importante nella cura di sé.

L'odore di questo olio lenisce la calma di spirito, corpo e quindi parte integrante delle sessioni di terapia di aroma. Olio di eucalipto sono olio di menta piperita conosciuto e promuovere disturbi di respirazione e anche azione antimicrobica. Numerosi estratti vegetali utilizzati in aromaterapia. Questi sono ampiamente utilizzati in prodotti moderni. Sono estratto e usato in incenso, cosmetici, profumi e profumati prodotti da bagno. Il potere curativo di questi oli li ha resi molto popolare nel mondo. Allevia lo stress e aiuta anche in umore edificante. Essi sono noti per le loro proprietà antisettiche e antibatteriche. C'è un enorme aumento nell'uso di oli essenziali negli ultimi anni. Aromaterapia è anche considerato da molti come una medicina alternativa.

Grazie ancora per il download di questo libro.

Portalistini da

ARNOLD YATES

1-Bodybuilding: come facilmente costruire muscoli e mantenere permanentemente massa: 10 X i risultati e costruire il fisico che si desidera.

2-Ginnastica: Guida completa per esercizio del peso del corpo, costruire il tuo corpo da sogno in 30 minuti

3-Atkins dieta-perdere peso e sentirsi grande con consigli e ricette

4- soluzioni 4-alta pressione sanguigna: 40-super cibi che naturalmente si abbassano la pressione sanguigna

Solo per dire "Grazie" per l'acquisto di questo libro.

Voglio che tu "6 principi 6 pack abs".

Vale la pena $19,99.

YOURS FOR FREE

CLICCA QUI